# 套细胞淋巴瘤标准数据集

组织编写　国家血液系统疾病临床医学研究中心
　　　　　中华医学会血液学分会
　　　　　苏州大学附属第一医院血液科
技术支持　医渡云（北京）技术有限公司

科学技术文献出版社
SCIENTIFIC AND TECHNICAL DOCUMENTATION PRESS

·北京·

**图书在版编目（CIP）数据**

套细胞淋巴瘤标准数据集/国家血液系统疾病临床医学研究中心，中华医学会血液学分会，苏州大学附属第一医院血液科组织编写. —北京：科学技术文献出版社，2023.3

ISBN 978-7-5235-0077-4

Ⅰ.①套…　Ⅱ.①国…②中…③苏…　Ⅲ.①淋巴瘤—标准—数据集　Ⅳ.①R733.4-65

中国国家版本馆 CIP 数据核字（2023）第 043461 号

**套细胞淋巴瘤标准数据集**

| | | | |
|---|---|---|---|
| 策划编辑：邓晓旭 | 责任编辑：胡　丹　邓晓旭 | 责任校对：张永霞 | 责任出版：张志平 |

出　版　者　科学技术文献出版社
地　　　址　北京市复兴路 15 号　邮编　100038
编　务　部　（010）58882938，58882087（传真）
发　行　部　（010）58882868，58882870（传真）
邮　购　部　（010）58882873
官　方　网　址　www.stdp.com.cn
发　行　者　科学技术文献出版社发行　全国各地新华书店经销
印　刷　者　北京地大彩印有限公司
版　　　次　2023 年 3 月第 1 版　2023 年 3 月第 1 次印刷
开　　　本　787×1092　1/16
字　　　数　83 千
印　　　张　5
书　　　号　ISBN 978-7-5235-0077-4
定　　　价　56.00 元

# 编 委 会

主　　　编　吴德沛　赵维莅　黄海雯

副　主　编（按姓氏汉语拼音排序）

　　　　　　陈　佳　黄慧强　徐　卫　张会来

编　　　　委（按姓氏汉语拼音排序）

　　　　　　白　鸥　蔡清清　陈晓晨　丁重阳　丁凯阳　范　祎　黄　亮　金　洁　金正明

　　　　　　刘　澎　李彩霞　李小秋　李志铭　马　军　牛　挺　钱文斌　邱录贵　曲昌菊

　　　　　　宋永平　苏丽萍　王　欣　闻淑娟　徐　兵　徐　婷　徐开林　杨明珍　易树华

　　　　　　张　曦　张明智　周　辉　赵东陆

参与编写人员（按姓氏汉语拼音排序）

　　　　　　丛萌雅　宋铁梅　屠雨青　徐蜜蜜　张　翔

致谢医渡云（北京）技术有限公司以下工作组成员对数据集提供的技术支持（按姓氏汉语拼音排序）

　　　　　　侯　婧　黄　楠　黄含含　刘　强　李林峰　李继刚　满　贞　申　烨　唐　华

　　　　　　徐济铭　张　箴

# 前　言

　　套细胞淋巴瘤（mantle cell lymphoma，MCL）是一种特殊且罕见的 B 细胞淋巴瘤，是非霍奇金淋巴瘤中的一种，占非霍奇金淋巴瘤的 3%～6%，具有独特的临床、生物学和分子学特征。据报道，每年每 10 万人中有 0.5 人患病，诊断时中位年龄为 68 岁，男性居多（3∶1）。套细胞淋巴瘤患者通常表现为Ⅲ期或Ⅳ期临床分期，伴有淋巴结肿大、肝脾肿大和骨髓受累，很少出现局限性症状。结外受累较常见，通常累及胃肠道和瓦尔代尔环。套细胞淋巴瘤来源于淋巴滤泡外套区未成熟生发中心前 CD5 阳性的小 B 细胞，兼具惰性淋巴瘤和侵袭性淋巴瘤的所有恶性特点，侵袭性较强，具有较晚的临床分期与广泛的结外浸润。这种疾病通常最初对治疗有反应，但后期对传统的放化疗不敏感，预后差。套细胞淋巴瘤的诊断和治疗的情况不容乐观，给个人、家庭、国家和社会带来沉重的负担，但目前技术暂未掌握套细胞淋巴瘤的发病及复发规律，其治疗仍然面临巨大挑战。随着信息技术的飞速发展，医学大数据技术已经在许多疾病的诊断和治疗中发挥了重要作用，通过强大的信息整合和数据挖掘能力，从真实世界数据中探索学科规律，从而对目标疾病进行更加有效的治疗。

　　在开展真实世界的大数据研究的过程中，面临诸多困难和挑战。医疗数据散落在医疗机构内部的各个信息系统中，数据可及性和质量堪忧，在应用过程中存在查找困难、人工录入过程繁琐和错误率高等诸多问题。且不同医疗机构使用的医疗信息系统供应商多达 300 多家，其所使用的数据结构和标准尚待统一，因此不同医疗机构之间难以实现真正有效的数据共享和复用，形成了一个个事实上的"信息孤岛"，导致这些宝贵的医学资料无法有效地整合利用，从而无法发挥其潜在的巨大医疗价值。

通过医渡云的数据平台标准建设流程，可以将分散于不同医院不同信息系统中的临床信息通过数据采集、清洗、重构、存储、整合、挖掘等步骤集成云端的数据中心。进而利用自然语言处理技术、结构化、归一和EMPI等先进的机器学习和人工智能技术，对套细胞淋巴瘤等疾病的医疗数据进行规范集成、深度挖掘和综合利用，利用真实世界数据反哺和促进学科发展。

此次由苏州大学附属第一医院联合医渡云（北京）技术有限公司，依托国家血液系统疾病临床医学研究中心，纳入多家医院专家，共同基于相关术语规范、套细胞淋巴瘤疾病相关指南文献及专家共识，建立中国的套细胞淋巴瘤标准数据集。希望这项工作能够为后续开展多项真实世界的多中心研究筑基，共同构建及推进中国套细胞淋巴瘤疾病诊疗规范。

吴德沛　赵维莅　黄海雯

2022 年 5 月

# 目　录

# 数据集说明

套细胞淋巴瘤标准数据模块参考国家电子病历和信息化行业标准，以及最新套细胞淋巴瘤领域诊疗指南，与苏州大学附属第一医院专家共建而成。全数据集共集成 14 个标准模块，560 个数据元。数据集由模块名称、参考标准、模块序号、数据元名称、值域和数据加工类型组成。

**数据元：**每个模块下面包含详细的字段。如"人口学信息"数据模块包含姓名、性别、初诊年龄、民族等多个字段。

**参考标准：**主要参考国际国内术语标准，如 ICD-10、ATC LOINC 等，电子病历规范（HL7 CDA）以及国际和国内疾病标准指南（NCCN 等）。

**值域：**参考主要指南标准及兼顾套细胞淋巴瘤专家实用性出发的值域作为主要的归一标准。

**数据加工：**根据数据来源及数据上层加工处理。数据加工主要分 3 类：①分别直接映射存储规范的数据，如检验数据。②需要通过结构化和归一算法，将大段自然语言处理为标准字段和阈值，并可进行统计分析。③同一个患者需要根据多份病历或多次结果，多系统来源结果及有时间逻辑的进行多种形式的关联和复杂逻辑计算，如确诊时外周白细胞数来源于电子病历系统及外周血细胞检查系统之间复杂逻辑的判断。数据加工根据每个场地数据源情况改变，如一些表单已存在前结构化表单，后续数据加工方法则更改为直接映射。

## 1. 数据集更新机制

套细胞淋巴瘤疾病数据中心定期根据指南标准，结合实际数据来源、数据填充率及值域范围进行数据集模块及数据集的定期更新。更新包括更新时间、更新版本、修订内容及修订原因。相关标准数据集及其更新版本发布于套细胞淋巴瘤疾病数据中心及参与大数据中心各成员套细胞淋巴瘤专病库。

## 2. 数据集及标准模板使用权限（版权）

版权及相关商标归苏州大学附属第一医院及医渡云公司所有，只能用于参与大数据中心各成员套细胞淋巴瘤专病库。使用本品须上述各方同意，违者必究。

# 1. 患者人口学信息

| 模块名称 | 参考标准 |
|---|---|
| 1. 患者人口学信息 | 国家卫生行业标准 WS445.10—2014 电子病历住院病案首页<br>EBMT Registry data collection forms |

| 序号 | 数据元名称 | 值域／数据类型 | 数据加工类型 |
|---|---|---|---|
| 1.1 | 本人姓名 | 文本 | 映射 |
| 1.2 | 性别 | 男性，女性 | 映射 |
| 1.3 | 民族 | 中国各民族名称 | 映射 |
| 1.4 | 国籍 | 国籍名称 | 映射 |
| 1.5 | 出生日期 | 日期 | 映射 |
| 1.6 | 职业类别 | 职业分类与代码 | 映射 |
| 1.7 | 本人电话 | 文本 | 映射 |
| 1.8 | 籍贯省（自治区、直辖市） | 中国行政区划省市名称 | 映射 |

续表

| 序号 | 数据元名称 | 值域／数据类型 | 数据加工类型 |
|---|---|---|---|
| 1.9 | 籍贯市 | 文本 | 映射 |
| 1.10 | ABO 血型 | A，B，AB，O，未查 | 映射 |
| 1.11 | RH 血型 | 阳性，阴性，未查 | 映射 |
| 1.12 | 病案号码 | 文本 | 映射 |
| 1.13 | 是否死亡 | 是，否，未知 | 映射 |
| 1.14 | 死亡时间 | 日期 | 映射 |
| 1.15 | 住院号 | 文本 | 映射 |
| 1.16 | 门诊编号 | 文本 | 映射 |
| 1.17 | 婚姻状况 | 未婚，已婚，离异，丧偶，其他 | 映射 |
| 1.18 | 身份证号 | 文本 | 映射 |
| 1.19 | 出生地 | 文本 | 映射 |
| 1.20 | 户口地址 | 文本 | 映射 |

| 序号 | 数据元名称 | 值域／数据类型 | 数据加工类型 |
|------|-----------|--------------|------------|
| 1.21 | 现住址 | 文本 | 映射 |
| 1.22 | 现住址邮编 | 文本 | 映射 |
| 1.23 | 工作单位 | 文本 | 映射 |
| 1.24 | 工作单位地址 | 文本 | 映射 |
| 1.25 | 工作单位电话 | 文本 | 映射 |
| 1.26 | 工作单位邮编 | 文本 | 映射 |
| 1.27 | 联系人姓名 | 文本 | 映射 |
| 1.28 | 联系人关系 | 文本 | 映射 |
| 1.29 | 联系人地址 | 文本 | 映射 |
| 1.30 | 联系人电话 | 文本 | 映射 |

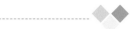

续表

| 序号 | 数据元名称 | 值域／数据类型 | 数据加工类型 |
|------|-----------|---------------|-------------|
| 1.31 | 医疗付费方式 | 城镇职工基本医疗保险<br>城镇居民基本医疗保险<br>新型农村合作医疗<br>贫困救助<br>商业医疗保险<br>全公费<br>全自费<br>其他社会保险<br>其他 | 映射 |

# 2. 诊疗概览

| 模块名称 | 参考标准 |
|---|---|
| 2. 诊疗概览 | WHO Classification of Tumours of Haematopoietic and Lymphoid Tissues（5th Edition）<br>NCCN Clinical Practice Guidelines in Oncology：B-cell Lymphomas（Version 1.2022） |

| 序号 | 子模块 | 数据元名称 | 值域／数据类型 | 数据加工类型 |
|---|---|---|---|---|
| 2.1 | 诊断概览 | 首诊日期 | YYYY-MM-DD | 逻辑计算 |
| 2.2 | 诊断概览 | 首诊年龄（岁） | 数值 | 逻辑计算 |
| 2.3 | 诊断概览 | 首诊 WHO 分类 | 文本 | 逻辑计算 |
| 2.4 | 诊断概览 | 首诊 B 症状 | 有，无 | 逻辑计算 |
| 2.5 | 诊断概览 | 首诊 ECOG 评分 | 0 分，1 分，2 分 | 逻辑计算 |
| 2.6 | 诊断概览 | Lugano 分期 | Ⅰ期，Ⅱ期，Ⅲ期，Ⅳ期 | 逻辑计算 |
| 2.7 | 诊断概览 | Ann Arbor 分期 | Ⅰ期，Ⅱ期，Ⅲ期，Ⅳ期 | 逻辑计算 |
| 2.8 | 诊断概览 | IPI 评分 | 数值 | 逻辑计算 |

续表

| 序号 | 子模块 | 数据元名称 | 值域／数据类型 | 数据加工类型 |
|---|---|---|---|---|
| 2.9 | 诊断概览 | aaIPI 评分 | 数值 | 逻辑计算 |
| 2.10 | 诊断概览 | NCCN-IPI 评分 | 数值 | 逻辑计算 |
| 2.11 | 诊断概览 | MIPI 评分 | 数值 | 结构化＋归一 |
| 2.12 | 诊断概览 | MIPI（c）评分 | 低危组，低中危组，高中危组，高危组 | 结构化＋归一 |
| 2.13 | 治疗前肿瘤评价（可测量） | 检查日期 | YYYY-MM-DD | 映射 |
| 2.14 | 治疗前肿瘤评价（可测量） | 检查方法 | 文本 | 映射 |
| 2.15 | 治疗前肿瘤评价（可测量） | 病灶部位 | 文本 | 映射 |
| 2.16 | 治疗前肿瘤评价（可测量） | 首诊淋巴结最长径（mm） | 数值 | 逻辑计算 |
| 2.17 | 治疗前肿瘤评价（可测量） | 淋巴结最长径（mm） | 数值 | 映射 |
| 2.18 | 治疗前肿瘤评价（可测量） | 淋巴结最长径的垂直径（mm） | 数值 | 结构化＋归一 |
| 2.19 | 治疗前肿瘤评价（可测量） | 淋巴结最长垂直径乘积（$mm^2$） | 数值 | 结构化＋归一 |

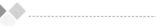 

| 序号 | 子模块 | 数据元名称 | 值域／数据类型 | 数据加工类型 |
|------|--------|-----------|---------------|-------------|
| 2.20 | 治疗前肿瘤评价（可测量） | 淋巴结最长垂直径乘积总和（SPD）（mm$^2$） | 数值 | 映射 |
| 2.21 | 治疗前肿瘤评价（可测量） | 首诊脾脏大小 | 数值 | 逻辑计算 |
| 2.22 | 治疗前肿瘤评价（可测量） | 是否有不可测量病灶 | 是，否 | 映射 |
| 2.23 | 治疗前肿瘤评价（可测量） | 不可测量病灶部位 | 文本 | 映射 |
| 2.24 | 治疗前肿瘤评价（可测量） | 检查日期 | YYYY-MM-DD | 映射 |
| 2.25 | 治疗前肿瘤评价（可测量） | 检查方法 | 文本 | 映射 |
| 2.26 | 治疗前肿瘤评价（可测量） | 结果 | 文本 | 结构化＋归一 |
| 2.27 | 治疗概览 | 首次获得完全缓解时间（d） | 数值 | 逻辑计算 |
| 2.28 | 治疗概览 | 首次获得完全缓解疗程数 | 数值 | 逻辑计算 |
| 2.29 | 治疗概览 | 是否复发 | 是，否 | 逻辑计算 |
| 2.30 | 治疗概览 | 首次复发时间 | YYYY-MM-DD | 逻辑计算 |

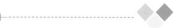

续表

| 序号 | 子模块 | 数据元名称 | 值域／数据类型 | 数据加工类型 |
|------|--------|-----------|---------------|-------------|
| 2.31 | 治疗概览 | 是否造血干细胞移植 | 是，否 | 逻辑计算 |
| 2.32 | 治疗概览 | 首次造血干细胞移植时间 | YYYY-MM-DD | 逻辑计算 |
| 2.33 | 治疗概览 | 首次造血干细胞移植是否植活 | 是，否 | 逻辑计算 |
| 2.34 | 治疗概览 | 是否死亡 | 是，否 | 逻辑计算 |
| 2.35 | 治疗概览 | 死亡原因 | 文本 | 结构化＋归一 |
| 2.36 | 治疗概览 | 死亡时间 | YYYY-MM-DD | 逻辑计算 |

# 3. 就诊信息

| 模块名称 | 参考标准 |
|---|---|
| 3. 就诊信息 | 国家卫生行业标准 WS445.10—2014 电子病历住院病案首页 |

| 序号 | 数据元名称 | 值域／数据类型 | 数据加工类型 |
|---|---|---|---|
| 3.1 | 就诊类型 | 门诊，急诊，住院 | 映射 |
| 3.2 | 就诊／入院日期 | YYYY-MM-DD | 映射 |
| 3.3 | 就诊／入院科室 | 文本 | 映射 |
| 3.4 | 入院途径 | 门诊，急诊，其他医疗机构转入，其他 | 映射 |
| 3.5 | 就诊年龄（岁） | 数值 | 逻辑计算 |
| 3.6 | 主要诊断 | 文本 | 映射 |
| 3.7 | 主要诊断 ICD-10 名称 | 文本 | 映射 |
| 3.8 | 主要诊断 ICD-10 编码 | 文本 | 映射 |

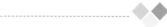

| 序号 | 数据元名称 | 值域／数据类型 | 数据加工类型 |
|---|---|---|---|
| 3.9 | 出院日期 | YYYY-MM-DD | 映射 |
| 3.10 | 出院科室 | 文本 | 映射 |
| 3.11 | 离院方式 | 医嘱离院，医嘱转院，医嘱转社区／乡镇卫生院，非医嘱离院，死亡，其他 | 映射 |
| 3.12 | 住院次数 | 数值 | 映射 |
| 3.13 | 是否参与临床试验 | 是，否 | 结构化 |
| 3.14 | 临床试验项目名称 | 文本 | 映射 |
| 3.15 | 临床试验项目编号 | 文本 | 映射 |
| 3.16 | 入组时间 | YYYY-MM-DD | 映射 |
| 3.17 | 出组时间 | YYYY-MM-DD | 映射 |

# 4. 一诉五史

| 模块名称 | 参考标准 |
|---|---|
| 4. 一诉五史 | 国家卫生行业标准 WS445.10—2014 电子病历入院记录<br>病历书写规范 2010 版<br>NCCN Clinical Practice Guidelines in Oncology：B-cell Lymphomas（Version 1.2022） |

| 序号 | 子模块 | 数据元名称 | 值域／数据类型 | 数据加工类型 |
|---|---|---|---|---|
| 4.1 | 主诉 | 入院日期 | YYYY-MM-DD | 映射 |
| 4.2 | 主诉 | 主诉 | 文本 | 映射 |
| 4.3 | 主诉 | 主诉信息·阳性症状体征 | 文本 | 结构化＋归一 |
| 4.4 | 主诉 | 主诉信息·病程 | 相对时间 | 结构化＋归一 |
| 4.5 | 现病史 | 现病史 | 文本 | 映射 |
| 4.6 | 现病史 | 首次发病时间 | YYYY-MM-DD | 逻辑计算 |
| 4.7 | 现病史 | 首发临床表现 | 文本 | 逻辑计算 |

续表

| 序号 | 子模块 | 数据元名称 | 值域／数据类型 | 数据加工类型 |
|------|--------|-----------|--------------|-------------|
| 4.8 | 现病史 | 首发病程 | 相对时间 | 逻辑计算 |
| 4.9 | 现病史 | 入院日期 | YYYY-MM-DD | 映射 |
| 4.10 | 现病史 | 阳性症状 | 文本 | 结构化＋归一 |
| 4.11 | 现病史 | 阴性症状 | 文本 | 结构化＋归一 |
| 4.12 | 既往史 | 入院日期 | YYYY-MM-DD | 映射 |
| 4.13 | 既往史 | 既往史 | 文本 | 映射 |
| 4.14 | 既往史 | 是否有手术史 | 是，否 | 结构化 |
| 4.15 | 既往史 | 是否有传染病史 | 是，否 | 结构化 |
| 4.16 | 既往史 | 既往传染病名称 | 文本 | 结构化＋归一 |
| 4.17 | 既往史 | 是否有过敏史 | 是，否 | 结构化 |
| 4.18 | 既往史 | 过敏原名称 | 文本 | 结构化＋归一 |
| 4.19 | 既往史 | 是否有输血史 | 是，否 | 结构化 |

续表

| 序号 | 子模块 | 数据元名称 | 值域／数据类型 | 数据加工类型 |
|------|--------|------------|----------------|--------------|
| 4.20 | 既往史 | 是否有外伤史 | 是，否 | 结构化 |
| 4.21 | 既往史 | 是否有高血压 | 是，否 | 结构化 |
| 4.22 | 既往史 | 是否有糖尿病 | 是，否 | 结构化 |
| 4.23 | 既往史 | 是否有冠心病 | 是，否 | 结构化 |
| 4.24 | 既往史 | 是否有肝炎 | 是，否 | 结构化 |
| 4.25 | 既往史 | 是否有结核 | 是，否 | 结构化 |
| 4.26 | 既往史 | 既往疾病名称 | 文本 | 结构化＋归一 |
| 4.27 | 既往史 | 是否有血液病病史 | 是，否 | 结构化 |
| 4.28 | 既往史 | 血液病名称 | 文本 | 结构化＋归一 |
| 4.29 | 既往史 | 是否心功能不全 | 是，否 | 结构化 |
| 4.30 | 既往史 | 是否肝功能不全 | 是，否 | 结构化 |
| 4.31 | 既往史 | 是否肾功能不全 | 是，否 | 结构化 |

**续表**

| 序号 | 子模块 | 数据元名称 | 值域／数据类型 | 数据加工类型 |
|---|---|---|---|---|
| 4.32 | 既往史 | 是否有放疗史 | 是，否 | 结构化 |
| 4.33 | 既往史 | 是否有化疗史 | 是，否 | 结构化 |
| 4.34 | 个人史 | 入院日期 | YYYY-MM-DD | 映射 |
| 4.35 | 个人史 | 个人史 | 文本 | 映射 |
| 4.36 | 个人史 | 是否有毒物接触史 | 是，否 | 结构化 |
| 4.37 | 个人史 | 是否有疫区接触史 | 是，否 | 结构化 |
| 4.38 | 个人史 | 是否有放射性物质接触史 | 是，否 | 结构化 |
| 4.39 | 个人史 | 是否有化学毒物接触史 | 是，否 | 结构化 |
| 4.40 | 个人史 | 是否吸烟 | 是，否 | 结构化 |
| 4.41 | 个人史 | 日吸烟量（支／每天） | 数值 | 结构化 |
| 4.42 | 个人史 | 烟龄（年） | 数值 | 结构化 |
| 4.43 | 个人史 | 是否戒烟 | 是，否 | 结构化 |

续表

| 序号 | 子模块 | 数据元名称 | 值域／数据类型 | 数据加工类型 |
|------|--------|-----------|---------------|-------------|
| 4.44 | 个人史 | 戒烟年数（年） | 数值 | 结构化 |
| 4.45 | 个人史 | 是否饮酒 | 是，否 | 结构化 |
| 4.46 | 个人史 | 日饮酒量（克／每天） | 数值 | 结构化 |
| 4.47 | 个人史 | 酒龄（年） | 数值 | 结构化 |
| 4.48 | 个人史 | 是否戒酒 | 是，否 | 结构化 |
| 4.49 | 个人史 | 戒酒年数（年） | 数值 | 结构化 |
| 4.50 | 家族史 | 入院日期 | YYYY-MM-DD | 映射 |
| 4.51 | 家族史 | 家族史 | 文本 | 映射 |
| 4.52 | 家族史 | 是否有疾病家族史 | 是，否 | 结构化 |
| 4.53 | 家族史 | 疾病家族史信息·疾病名称 | 文本 | 结构化＋归一 |
| 4.54 | 家族史 | 疾病家族史信息·亲属关系 | 文本 | 结构化＋归一 |
| 4.55 | 家族史 | 是否有血液病家族史 | 是，否 | 结构化 |

续表

| 序号 | 子模块 | 数据元名称 | 值域／数据类型 | 数据加工类型 |
|------|--------|------------|----------------|--------------|
| 4.56 | 家族史 | 血液病家族史.疾病名称 | 文本 | 结构化＋归一 |
| 4.57 | 家族史 | 血液病家族史.患病年龄（岁） | 数值 | 结构化 |
| 4.58 | 家族史 | 血液病家族史.亲属关系 | 文本 | 结构化＋归一 |
| 4.59 | 家族史 | 是否有遗传病家族史 | 是，否 | 结构化 |
| 4.60 | 家族史 | 遗传病家族史.疾病名称 | 文本 | 结构化＋归一 |
| 4.61 | 家族史 | 遗传病家族史.患病年龄（岁） | 数值 | 结构化 |
| 4.62 | 家族史 | 遗传病家族史.亲属关系 | 文本 | 结构化＋归一 |
| 4.63 | 月经婚育史 | 入院日期 | YYYY-MM-DD | 映射 |
| 4.64 | 月经婚育史 | 月经初潮年龄（岁） | 数值 | 结构化 |
| 4.65 | 月经婚育史 | 经期最长天数（天） | 数值 | 结构化 |
| 4.66 | 月经婚育史 | 经期最短天数（天） | 数值 | 结构化 |
| 4.67 | 月经婚育史 | 是否痛经 | 是，否 | 结构化 |

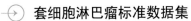 

续表

| 序号 | 子模块 | 数据元名称 | 值域／数据类型 | 数据加工类型 |
|------|--------|-----------|--------------|-------------|
| 4.68 | 月经婚育史 | 月经是否规律 | 是，否 | 结构化 |
| 4.69 | 月经婚育史 | 末次月经日期 | YYYY-MM-DD | 结构化 |
| 4.70 | 月经婚育史 | 是否绝经 | 是，否 | 结构化 |
| 4.71 | 月经婚育史 | 绝经年龄（岁） | 数值 | 结构化 |
| 4.72 | 月经婚育史 | 流产次数（次） | 数值 | 结构化 |
| 4.73 | 月经婚育史 | 生育个数（个） | 数值 | 结构化 |
| 4.74 | 月经婚育史 | 活胎次数（次） | 数值 | 结构化 |
| 4.75 | 月经婚育史 | 怀孕次数（次） | 数值 | 结构化 |

# 5. 体格检查

| 模块名称 | 参考标准 |
|---|---|
| 5. 体格检查 | 国家卫生行业标准 WS445.10—2014 电子病历入院记录<br>WHO Classification of Tumours of Haematopoietic and Lymphoid Tissues（5th Edition）<br>NCCN Clinical Practice Guidelines in Oncology：B-cell Lymphomas（Version 1.2022） |

| 序号 | 子模块 | 数据元名称 | 值域／数据类型 | 数据加工类型 |
|---|---|---|---|---|
| 5.1 | 体格检查 | 检查日期 | YYYY-MM-DD | 映射 |
| 5.2 | 体格检查 | 体格检查 | 文本 | 映射 |
| 5.3 | 体格检查 | 入院体温（℃） | 数值 | 结构化 |
| 5.4 | 体格检查 | 入院收缩压（mmHg） | 数值 | 结构化 |
| 5.5 | 体格检查 | 入院舒张压（mmHg） | 数值 | 结构化 |
| 5.6 | 体格检查 | 入院脉压（mmHg） | 数值 | 结构化 |

续表

| 序号 | 子模块 | 数据元名称 | 值域／数据类型 | 数据加工类型 |
|---|---|---|---|---|
| 5.7 | 体格检查 | 入院呼吸频率（次／分） | 数值 | 结构化 |
| 5.8 | 体格检查 | 入院脉率（次／分） | 数值 | 结构化 |
| 5.9 | 体格检查 | 入院心率（次／分） | 数值 | 结构化 |
| 5.10 | 体格检查 | 入院身高（cm） | 数值 | 结构化 |
| 5.11 | 体格检查 | 入院体重（kg） | 数值 | 结构化 |
| 5.12 | 体格检查 | 入院体重指数（BMI） | 数值 | 逻辑计算 |
| 5.13 | 体格检查 | 入院体表面积（BSA） | 数值 | 逻辑计算 |
| 5.14 | 体格检查 | 是否淋巴结肿大 | 是，否 | 结构化 |
| 5.15 | 体格检查 | 是否皮肤黏膜苍白 | 是，否 | 结构化 |
| 5.16 | 体格检查 | 是否脾大 | 是，否 | 结构化 |
| 5.17 | 体格检查 | 是否肝大 | 是，否 | 结构化 |
| 5.18 | 体格检查 | 淋巴结肿大部位 | 文本 | 结构化 |

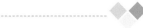

| 序号 | 子模块 | 数据元名称 | 值域／数据类型 | 数据加工类型 |
|------|--------|------------|----------------|--------------|
| 5.19 | 体格检查 | 淋巴结长径（mm） | 数值 | 结构化 |
| 5.20 | 体格检查 | 淋巴结短径（mm） | 数值 | 结构化 |
| 5.21 | 体格检查 | 是否有淋巴结压痛 | 是，否 | 结构化 |
| 5.22 | 体格检查 | 淋巴结压痛部位 | 文本 | 结构化＋归一 |
| 5.23 | 体格检查 | 淋巴结边界 | 文本 | 结构化＋归一 |
| 5.24 | 体格检查 | 淋巴结活动度 | 文本 | 结构化＋归一 |
| 5.25 | 体格检查 | 淋巴结硬度 | 文本 | 结构化＋归一 |
| 5.26 | 体格检查 | 苍白部位 | 文本 | 结构化＋归一 |
| 5.27 | 专科检查 | 检查日期 | YYYY-MM-DD | 映射 |
| 5.28 | 专科检查 | 专科检查 | 文本 | 映射 |
| 5.29 | 专科检查 | 是否有胸骨压痛 | 是，否 | 结构化 |
| 5.30 | 专科检查 | 是否有皮肤黏膜出血征 | 是，否 | 结构化 |

续表

| 序号 | 子模块 | 数据元名称 | 值域／数据类型 | 数据加工类型 |
|---|---|---|---|---|
| 5.31 | 专科检查 | 是否有皮疹 | 是，否 | 结构化 |
| 5.32 | 专科检查 | 是否有贫血貌 | 是，否 | 结构化 |
| 5.33 | 专科检查 | 是否有巩膜黄染 | 是，否 | 结构化 |
| 5.34 | 专科检查 | 是否有皮肤黄染 | 是，否 | 结构化 |
| 5.35 | 专科检查 | 是否有水肿 | 是，否 | 结构化 |
| 5.36 | 专科检查 | 水肿部位 | 文本 | 结构化＋归一 |
| 5.37 | 专科检查 | 是否有压痛 | 是，否 | 结构化 |
| 5.38 | 专科检查 | 压痛部位 | 文本 | 结构化＋归一 |
| 5.39 | 专科检查 | 是否有叩击痛 | 是，否 | 结构化 |
| 5.40 | 专科检查 | 叩击痛部位 | 文本 | 结构化＋归一 |
| 5.41 | 专科检查 | 是否有巨舌 | 是，否 | 结构化 |
| 5.42 | 专科检查 | 是否牙龈肿胀 | 是，否 | 结构化 |

续表

| 序号 | 子模块 | 数据元名称 | 值域／数据类型 | 数据加工类型 |
| --- | --- | --- | --- | --- |
| 5.43 | 专科检查 | 是否口腔溃疡 | 是，否 | 结构化 |
| 5.44 | 专科检查 | 是否视网膜出血／血管扩张 | 是，否 | 结构化 |
| 5.45 | 专科检查 | 是否视网膜渗出／结节 | 是，否 | 结构化 |
| 5.46 | 专科检查 | 是否有腹部肿块 | 是，否 | 结构化 |
| 5.47 | 专科检查 | 是否有睾丸肿大 | 是，否 | 结构化 |
| 5.48 | 专科检查 | 是否中枢神经浸润 | 是，否 | 结构化 |
| 5.49 | 专科检查 | 是否眼部浸润 | 是，否 | 结构化 |
| 5.50 | 专科检查 | 是否淋巴结浸润 | 是，否 | 结构化 |
| 5.51 | 专科检查 | 是否骨骼和关节浸润 | 是，否 | 结构化 |
| 5.52 | 专科检查 | 是否口腔浸润 | 是，否 | 结构化 |
| 5.53 | 专科检查 | 是否皮肤浸润 | 是，否 | 结构化 |
| 5.54 | 专科检查 | 是否睾丸浸润 | 是，否 | 结构化 |

| 序号 | 子模块 | 数据元名称 | 值域／数据类型 | 数据加工类型 |
|------|--------|------------|----------------|--------------|
| 5.55 | 专科检查 | 是否有胃肠道浸润 | 是，否 | 结构化 |
| 5.56 | 专科检查 | 其他浸润部位 | 文本 | 结构化＋归一 |
| 5.57 | 生命体征 | 检查日期 | YYYY-MM-DD | 映射 |
| 5.58 | 生命体征 | 体温（摄氏度） | 数值 | 映射 |
| 5.59 | 生命体征 | 收缩压（mmHg） | 数值 | 映射 |
| 5.60 | 生命体征 | 舒张压（mmHg） | 数值 | 映射 |
| 5.61 | 生命体征 | 脉压（mmHg） | 数值 | 映射 |
| 5.62 | 生命体征 | 呼吸频率（次／分） | 数值 | 映射 |
| 5.63 | 生命体征 | 脉率（次／分） | 数值 | 映射 |
| 5.64 | 生命体征 | 心率（次／分） | 数值 | 映射 |
| 5.65 | 生命体征 | 血氧饱和度 | 数值 | 映射 |
| 5.66 | 生命体征 | 身高（cm） | 数值 | 映射 |

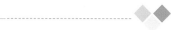

续表

| 序号 | 子模块 | 数据元名称 | 值域／数据类型 | 数据加工类型 |
|---|---|---|---|---|
| 5.67 | 生命体征 | 体重（kg） | 数值 | 映射 |
| 5.68 | 生命体征 | 体重指数（BMI） | 数值 | 逻辑计算 |
| 5.69 | 生命体征 | 体表面积（BSA） | 数值 | 逻辑计算 |

# 6. 诊　　断

| 模块名称 | 参考标准 |
|---|---|
| 6. 诊断 | WHO Classification of Tumours of Haematopoietic and Lymphoid Tissues（5th Edition）<br>NCCN Clinical Practice Guidelines in Oncology：B-cell Lymphomas（Version 1.2020）<br>套细胞淋巴瘤诊断与治疗中国专家共识（2022 年版） |

| 序号 | 子模块 | 数据元名称 | 值域／数据类型 | 数据加工类型 |
|---|---|---|---|---|
| 6.1 | 全部诊断 | 诊断时间 | YYYY-MM-DD | 映射 |
| 6.2 | 全部诊断 | 诊断名称 | 文本 | 映射 |
| 6.3 | 全部诊断 | ICD-10 诊断名称 | 文本 | 映射 |
| 6.4 | 全部诊断 | ICD-10 诊断编码 | 文本 | 映射 |
| 6.5 | 全部诊断 | 诊断顺位 | 数值 | 映射 |
| 6.6 | 全部诊断 | 诊断来源 | 门诊，急诊，入院，出院 | 映射 |
| 6.7 | 套细胞淋巴瘤诊断 | 诊断时间 | YYYY-MM-DD | 映射 |

续表

| 序号 | 子模块 | 数据元名称 | 值域／数据类型 | 数据加工类型 |
|---|---|---|---|---|
| 6.8 | 套细胞淋巴瘤诊断 | 诊断名称 | 文本 | 映射 |
| 6.9 | 套细胞淋巴瘤诊断 | ICD-10 诊断名称 | 文本 | 映射 |
| 6.10 | 套细胞淋巴瘤诊断 | ICD-10 诊断编码 | 文本 | 映射 |
| 6.11 | 套细胞淋巴瘤诊断 | Lugano 分期 | I 期，II 期，III 期，IV 期 | 结构化＋归一 |
| 6.12 | 套细胞淋巴瘤诊断 | IPI 评分 | 数值 | 结构化＋归一 |
| 6.12 | 套细胞淋巴瘤诊断 | aaIPI 评分 | 数值 | 结构化＋归一 |
| 6.13 | 套细胞淋巴瘤诊断 | NCCN-IPI 评分 | 数值 | 结构化＋归一 |
| 6.14 | 套细胞淋巴瘤诊断 | MIPI 评分 | 0，1，2，3 | 结构化＋归一 |
| 6.15 | 套细胞淋巴瘤诊断 | MIPI（c）评分 | 低危组，低中危组，高中危组，高危组 | 结构化＋归一 |

# 7. 套细胞淋巴瘤 MICM 检查

| 模块名称 | 参考标准 |
|---|---|
| 7. 套细胞淋巴瘤 MICM 检查 | WHO Classification of Tumours of Haematopoietic and Lymphoid Tissues（5th Edition）<br>NCCN Clinical Practice Guidelines in Oncology：B-cell Lymphomas（Version 4.2021） |

| 序号 | 子模块 | 数据元名称 | 值域／数据类型 | 数据加工类型 |
|---|---|---|---|---|
| 7.1 | 病理 | 检查日期 | YYYY-MM-DD | 映射 |
| 7.2 | 病理 | 取材部位 | 文本 | 映射 |
| 7.3 | 病理 | 取材组织大小 | 数值 | 映射 |
| 7.4 | 病理 | 病理描述 | 文本 | 映射 |
| 7.5 | 病理 | 病理结论 | 文本 | 映射 |
| 7.6 | 病理 | 病理诊断 | 文本 | 映射 |
| 7.7 | 免疫组化 | CyclinD1 | 文本 | 映射 |
| 7.8 | 免疫组化 | Ki67 | 文本 | 映射 |

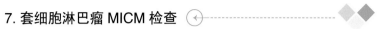

**续表**

| 序号 | 子模块 | 数据元名称 | 值域／数据类型 | 数据加工类型 |
|------|--------|-----------|---------------|-------------|
| 7.9 | 免疫组化 | Sox11 | 文本 | 映射 |
| 7.10 | 免疫组化 | TP53 | 文本 | 映射 |
| 7.11 | 免疫组化 | Bcl-2 | 文本 | 映射 |
| 7.12 | 免疫组化 | Bcl-6 | 文本 | 映射 |
| 7.13 | 免疫组化 | CD5 | 文本 | 映射 |
| 7.14 | 免疫组化 | CD10 | 文本 | 映射 |
| 7.15 | 免疫组化 | CD19 | 文本 | 映射 |
| 7.16 | 免疫组化 | CD20 | 文本 | 映射 |
| 7.17 | 免疫组化 | CD22 | 文本 | 映射 |
| 7.18 | 免疫组化 | CD23 | 文本 | 映射 |
| 7.19 | 免疫组化 | CD43 | 文本 | 映射 |
| 7.20 | 免疫组化 | CD79a | 文本 | 映射 |

| 序号 | 子模块 | 数据元名称 | 值域／数据类型 | 数据加工类型 |
|---|---|---|---|---|
| 7.21 | 免疫组化 | CD200 | 文本 | 映射 |
| 7.22 | 免疫组化 | FMC7 | 文本 | 映射 |
| 7.23 | 免疫组化 | LEF1 | 文本 | 映射 |
| 7.24 | 流式细胞术检验 | 检查日期 | YYYY-MM-DD | 映射 |
| 7.25 | 流式细胞术检测 | 结论 | 是，否 | 映射 |
| 7.26 | 流式细胞术检测 | 标本类型 | 骨髓，外周血，脑脊液，淋巴结 | 映射 |
| 7.27 | 流式细胞术检测 | 套细胞淋巴瘤细胞占有核细胞 | 数值 | 映射 |
| 7.28 | 流式细胞术检测 | 套细胞淋巴瘤细胞免疫表型 | 文本 | 映射 |
| 7.29 | 荧光原位杂交（FISH）检测 | 检查日期 | YYYY-MM-DD | 映射 |
| 7.30 | 荧光原位杂交（FISH）检测 | 标本类型 | 骨髓，外周血，脑脊液，淋巴结 | 映射 |
| 7.31 | 荧光原位杂交（FISH）检测 | 描述 | 文本 | 映射 |
| 7.32 | 荧光原位杂交（FISH）检测 | 意义 | 文本 | 映射 |

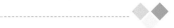

**续表**

| 序号 | 子模块 | 数据元名称 | 值域／数据类型 | 数据加工类型 |
|---|---|---|---|---|
| 7.33 | 活细胞染色体核型检测 | 检查日期 | YYYY-MM-DD | 映射 |
| 7.34 | 活细胞染色体核型检测 | 标本类型及部位 | 骨髓，外周血，脑脊液，淋巴结 | 映射 |
| 7.35 | 活细胞染色体核型检测 | 结论 | 文本 | 映射 |
| 7.36 | 基因重排检测 | 检查日期 | YYYY-MM-DD | 映射 |
| 7.37 | 基因重排检测 | 标本类型及部位 | 骨髓，外周血，脑脊液，淋巴结 | 映射 |
| 7.38 | 基因重排检测 | 结论 | 文本 | 映射 |
| 7.39 | 基因重排检测 | IG 基因 | 文本 | 结构化 |
| 7.40 | 基因重排检测 | TCR 基因 | 文本 | 结构化 |
| 7.41 | NGS 测序 | 检查日期 | YYYY-MM-DD | 映射 |
| 7.42 | NGS 测序 | 标本类型及部位 | 骨髓，外周血，脑脊液，淋巴结 | 映射 |
| 7.43 | NGS 测序 | 突变基因名称 | 文本 | 映射 |
| 7.44 | NGS 测序 | ATM 突变 | 是，否 | 结构化 |

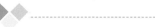 

续表

| 序号 | 子模块 | 数据元名称 | 值域／数据类型 | 数据加工类型 |
|---|---|---|---|---|
| 7.45 | NGS 测序 | ATM 突变外显子 | 文本 | 结构化 |
| 7.46 | NGS 测序 | ATM 突变比例 | 数值 | 结构化 |
| 7.47 | NGS 测序 | TP53 突变 | 是，否 | 结构化 |
| 7.48 | NGS 测序 | TP53 突变外显子 | 文本 | 结构化 |
| 7.49 | NGS 测序 | TP53 突变比例 | 数值 | 结构化 |
| 7.50 | NGS 测序 | CCND1 突变 | 是，否 | 结构化 |
| 7.51 | NGS 测序 | CCND1 突变外显子 | 文本 | 结构化 |
| 7.52 | NGS 测序 | CCND1 突变比例 | 数值 | 结构化 |
| 7.53 | NGS 测序 | KMT2D 突变 | 是，否 | 结构化 |
| 7.54 | NGS 测序 | KMT2D 突变外显子 | 文本 | 结构化 |
| 7.55 | NGS 测序 | KMT2D 突变比例 | 数值 | 结构化 |
| 7.56 | NGS 测序 | NSD2 突变 | 是，否 | 结构化 |

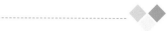

续表

| 序号 | 子模块 | 数据元名称 | 值域／数据类型 | 数据加工类型 |
|---|---|---|---|---|
| 7.57 | NGS 测序 | NSD2 突变外显子 | 文本 | 结构化 |
| 7.58 | NGS 测序 | NSD2 突变比例 | 数值 | 结构化 |
| 7.59 | NGS 测序 | SMARCA4 突变 | 是，否 | 结构化 |
| 7.60 | NGS 测序 | SMARCA4 突变外显子 | 文本 | 结构化 |
| 7.61 | NGS 测序 | SMARCA4 突变比例 | 数值 | 结构化 |
| 7.62 | NGS 测序 | UBR5 突变 | 是，否 | 结构化 |
| 7.63 | NGS 测序 | UBR5 突变外显子 | 文本 | 结构化 |
| 7.64 | NGS 测序 | UBR5 突变比例 | 数值 | 结构化 |
| 7.65 | NGS 测序 | BIRC3 突变 | 是，否 | 结构化 |
| 7.66 | NGS 测序 | BIRC3 突变外显子 | 文本 | 结构化 |
| 7.67 | NGS 测序 | BIRC3 突变比例 | 数值 | 结构化 |
| 7.68 | NGS 测序 | NOTCHI1 突变 | 是，否 | 结构化 |

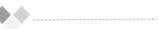 

| 序号 | 子模块 | 数据元名称 | 值域／数据类型 | 数据加工类型 |
|------|--------|------------|----------------|--------------|
| 7.69 | NGS 测序 | NOTCHI1 突变外显子 | 文本 | 结构化 |
| 7.70 | NGS 测序 | NOTCHI1 突变比例 | 数值 | 结构化 |
| 7.71 | NGS 测序 | S1PR1 突变 | 是，否 | 结构化 |
| 7.72 | NGS 测序 | S1PR1 突变外显子 | 文本 | 结构化 |
| 7.73 | NGS 测序 | S1PR1 突变比例 | 数值 | 结构化 |
| 7.74 | NGS 测序 | CARD11 突变 | 是，否 | 结构化 |
| 7.75 | NGS 测序 | CARD11 突变外显子 | 文本 | 结构化 |
| 7.76 | NGS 测序 | CARD11 突变比例 | 数值 | 结构化 |
| 7.77 | 细胞形态学 | 检查日期 | YYYY-MM-DD | 映射 |
| 7.78 | 细胞形态学 | 是否侵犯骨髓 | 是，否 | 结构化 |
| 7.79 | 细胞形态学 | 是否是母细胞变异型 | 是，否 | 结构化 |
| 7.80 | 细胞形态学 | 是否是多形性变异型 | 是，否 | 结构化 |

续表

| 序号 | 子模块 | 数据元名称 | 值域／数据类型 | 数据加工类型 |
|---|---|---|---|---|
| 7.81 | 细胞形态学 | G：E | 数值 | 结构化 |
| 7.82 | 细胞形态学 | 淋巴细胞比例 | 数值 | 结构化 |
| 7.83 | 细胞形态学 | 骨髓增生程度 | 极度活跃（Ⅰ级），明显活跃（Ⅱ级），活跃（Ⅲ级），减低（Ⅳ级），极度减低（Ⅴ级） | 结构化＋归一 |
| 7.84 | 细胞形态学 | 异常淋巴细胞描述 | 文本 | 结构化 |
| 7.85 | 细胞形态学 | 异常淋巴细胞比例 | 数值 | 结构化 |
| 7.86 | 细胞形态学 | 诊断意见 | 文本 | 映射 |

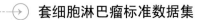
# 8. 实验室检验

| 模块名称 | 参考标准 |
|---|---|
| 8. 实验室检验 | 国家卫生行业标准 WS445.10—2014 电子病历检验检查记录<br>观测指标标识符逻辑命名与编码系统 LOINC<br>WHO Classification of Tumours of Haematopoietic and Lymphoid Tissues（5th Edition）<br>NCCN Clinical Practice Guidelines in Oncology：B-cell Lymphomas（Version 4.2021） |

| 序号 | 数据元名称 | 值域／数据类型 | 数据加工类型 |
|---|---|---|---|
| 8.1 | 检验日期 | YYYY-MM-DD | 映射 |
| 8.2 | 检验项目名称 | 文本 | 映射 |
| 8.3 | 检验定性结果 | 文本 | 映射 |
| 8.4 | 检验定量结果 | 数值 | 映射 |
| 8.5 | 检验定量结果单位 | 文本 | 映射 |
| 8.6 | 检验结论 | 文本 | 映射 |

| 检验细项 | |
|---|---|
| 分类或套餐名 | 检验细项 |
| 血常规 | 白细胞（WBC） |
| 血常规 | 淋巴细胞绝对值（Lymph#） |
| 血常规 | 淋巴细胞百分比（Lymph%） |
| 血常规 | 单核细胞绝对值（Mono#） |
| 血常规 | 单核细胞百分比（Mono%） |
| 血常规 | 中性粒细胞绝对值（Neut#） |
| 血常规 | 中性粒细胞百分比（Neut%） |
| 血常规 | 嗜碱性粒细胞绝对值（Baso#） |
| 血常规 | 嗜碱性粒细胞百分比（Baso%） |
| 血常规 | 嗜酸性粒细胞绝对值（Eos#） |
| 血常规 | 嗜酸性粒细胞百分比（Eos%） |

续表

| 检验细项 | |
| --- | --- |
| 分类或套餐名 | 检验细项 |
| 血常规 | 红细胞（RBC） |
| 血常规 | 血红蛋白（Hb） |
| 血常规 | 红细胞比容（Hct） |
| 血常规 | 平均红细胞体积（MCV） |
| 血常规 | 平均红细胞血红蛋白量（MCH） |
| 血常规 | 平均红细胞血红蛋白浓度（MCHC） |
| 血常规 | 血小板计数（PLT） |
| 血常规 | 红细胞体积分布宽度变异系数（RDW-CV） |
| 血常规 | 红细胞体积分布宽度标准差（RDW-SD） |
| 血常规 | 平均血小板体积（MPV） |
| 血常规 | 血小板比容（PCT） |

**续表**

| 检验细项 | |
| --- | --- |
| 分类或套餐名 | 检验细项 |
| 血常规 | 血小板分布宽度（PDW） |
| 血常规 | 大血小板比率（P-LCR） |
| 血生化 | 丙氨酸氨基转移酶（ALT） |
| 血生化 | 天门冬氨酸氨基转移酶（AST） |
| 血生化 | 谷草转氨酶谷丙转氨酶比（AST/ALT） |
| 血生化 | γ- 谷氨酰基转移酶（GGT） |
| 血生化 | 总胆红素（TBIL） |
| 血生化 | 直接胆红素（DBIL） |
| 血生化 | 间接胆红素（IBIL） |
| 血生化 | 总蛋白（TP） |
| 血生化 | 白蛋白（ALB） |

续表

| 分类或套餐名 | 检验细项 |
| --- | --- |
| | 检验细项 |
| 血生化 | 球蛋白（GLB） |
| 血生化 | 白蛋白／球蛋白比值（A/G） |
| 血生化 | 总胆汁酸（TBA） |
| 血生化 | 前白蛋白（PA） |
| 血生化 | 肌酐（Crea） |
| 血生化 | 尿素（Urea） |
| 血生化 | 尿酸（UA） |
| 血生化 | 胆固醇（TC） |
| 血生化 | 甘油三酯（TG） |
| 血生化 | 高密度脂蛋白胆固醇（HDL-C） |
| 血生化 | 低密度脂蛋白胆固醇（LDL-C） |

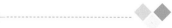

续表

| | 检验细项 |
| --- | --- |
| 分类或套餐名 | 检验细项 |
| 血生化 | 脂蛋白 a（LPa） |
| 血生化 | 载脂蛋白 A Ⅰ（apoA Ⅰ） |
| 血生化 | 载脂蛋白 B（apoB） |
| 血生化 | B 型钠尿肽（BNP） |
| 血生化 | N 端 -B 型钠尿肽前体（NT-proBNP） |
| 血生化 | 肌红蛋白（Mb） |
| 血生化 | 肌钙蛋白 Ⅰ（cTnI） |
| 血生化 | 同型半胱氨酸（HCY） |
| 血生化 | 肌酸激酶同工酶（CK-MB） |
| 血生化 | 钾（K） |
| 血生化 | 钠（Na） |

| 检验细项 | |
| --- | --- |
| 分类或套餐名 | 检验细项 |
| 血生化 | 氯（CL） |
| 血生化 | 钙（Ca） |
| 血生化 | 磷（P） |
| 血生化 | 镁（Mg） |
| 血生化 | 乳酸脱氢酶（LDH） |
| 血生化 | 碱性磷酸酶（ALP） |
| 血生化 | 葡萄糖（Glu） |
| 血生化 | 肌酐清除率（CCr） |
| 肿瘤标志物 | 癌胚抗原（CEA） |
| 肿瘤标志物 | 甲胎蛋白（AFP） |
| 肿瘤标志物 | 糖类抗原CA125 |

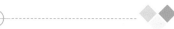

续表

| 检验细项 | |
| --- | --- |
| 分类或套餐名 | 检验细项 |
| 肿瘤标志物 | 糖类抗原 CA19-9 |
| 肿瘤标志物 | 糖类抗原 CA15-3 |
| 肿瘤标志物 | 总前列腺特异性抗原（TPSA） |
| 肿瘤标志物 | 游离与总前列腺特异性抗原比值（F/T） |
| 病毒相关检查 | 巨细胞病毒基因（CMV-DNA）（定量） |
| 病毒相关检查 | 巨细胞病毒 IgG 抗体测定（CMV-IgG） |
| 病毒相关检查 | 巨细胞病毒 IgM 抗体测定（CMV-IgM） |
| 病毒相关检查 | 乙型肝炎表面抗原（HBsAg） |
| 病毒相关检查 | 乙型肝炎表面抗体（HBsAb） |
| 病毒相关检查 | 乙型肝炎 e 抗原（HBeAg） |
| 病毒相关检查 | 乙型肝炎 e 抗体（HBeAb） |

| | 检验细项 |
| --- | --- |
| 分类或套餐名 | 检验细项 |
| 病毒相关检查 | 乙型肝炎病毒基因（HBV-DNA）（定量） |
| 病毒相关检查 | 丙型肝炎抗体（抗 HCV） |
| 病毒相关检查 | 人类免疫缺陷病毒（HIV） |
| 病毒相关检查 | Epstein-Barr 病毒脱氧核糖核酸（EBV-DNA）（定量） |
| C 反应蛋白 | C 反应蛋白（CRP） |
| C 反应蛋白 | 超敏 C 反应蛋白（hs-CRP） |
| 感染标志物检查 | 降钙素原（PCT） |
| 感染标志物检查 | 半乳糖甘露聚糖检测（GM 试验） |
| 感染标志物检查 | 内毒素 |
| 感染标志物检查 | 1，3-β-D 葡聚糖检测（G 试验） |
| 感染标志物检查 | 抗链球菌溶血素 O（ASO） |

| 检验细项 | |
|---|---|
| 分类或套餐名 | 检验细项 |
| 脑脊液检测 | 颜色 |
| 脑脊液检测 | 透明度 |
| 脑脊液检测 | 凝块 |
| 脑脊液检测 | 蛋白质定性 |
| 脑脊液检测 | 糖定性 |
| 脑脊液检测 | 细胞计数 |
| 脑脊液检测 | 细菌 |
| 脑脊液检测 | 红细胞 |
| 脑脊液检测 | 白细胞 |
| 脑脊液检测 | 白细胞分类单个核 |
| 脑脊液检测 | 白细胞分类多个核 |

| 检验细项 | |
| --- | --- |
| 分类或套餐名 | 检验细项 |
| 脑脊液检测 | 脑脊液蛋白 |
| 脑脊液检测 | 流式免疫分型异常淋巴细胞数 |
| β2 微球蛋白检测 | β2 微球蛋白检测 |
| 免疫球蛋白定量 | IgA |
| 免疫球蛋白定量 | IgG |
| 免疫球蛋白定量 | IgM |
| 免疫球蛋白定量 | 补体 C3 |
| 免疫球蛋白定量 | 补体 C4 |
| 血清免疫固定电泳 | 血清免疫固定电泳检测 |
| 淋巴细胞亚群 | 淋巴细胞占有核细胞 |
| 淋巴细胞亚群 | CD3$^+$T 细胞占淋巴细胞 |

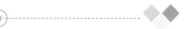

续表

| 检验细项 | |
|---|---|
| 分类或套餐名 | 检验细项 |
| 淋巴细胞亚群 | $CD4^+T$ 细胞占淋巴细胞 |
| 淋巴细胞亚群 | $CD8^+T$ 细胞占淋巴细胞 |
| 淋巴细胞亚群 | $CD19^+T$ 细胞占淋巴细胞 |
| 淋巴细胞亚群 | Treg 占 $CD4^+$ 淋巴细胞 |

# 9. 物理检查

| 模块名称 | 参考标准 |
|---|---|
| 9. 物理检查 | 国家卫生行业标准 WS445.10—2014 电子病历检验检查记录<br>WHO Classification of Tumours of Haematopoietic and Lymphoid Tissues（5th Edition）<br>NCCN Clinical Practice Guidelines in Oncology：B-cell Lymphomas（Version 4.2021） |

| 序号 | 子模块 | 数据元名称 | 值域／数据类型 | 数据加工类型 |
|---|---|---|---|---|
| 9.1 | 心电图 | 检查日期 | YYYY-MM-DD | 映射 |
| 9.2 | 心电图 | 检查名称 | 文本 | 映射 |
| 9.3 | 心电图 | 检查部位 | 文本 | 映射 |
| 9.4 | 心电图 | 检查所见 | 文本 | 映射 |
| 9.5 | 心电图 | 检查结论 | 文本 | 映射 |
| 9.6 | X 线检查 | 检查日期 | YYYY-MM-DD | 映射 |

续表

| 序号 | 子模块 | 数据元名称 | 值域／数据类型 | 数据加工类型 |
|------|--------|-----------|---------------|-------------|
| 9.7 | X 线检查 | 检查名称 | 文本 | 映射 |
| 9.8 | X 线检查 | 检查部位 | 文本 | 映射 |
| 9.9 | X 线检查 | 检查所见 | 文本 | 映射 |
| 9.10 | X 线检查 | 检查结论 | 文本 | 映射 |
| 9.11 | 心脏超声检查 | 检查日期 | YYYY-MM-DD | 映射 |
| 9.12 | 心脏超声检查 | 检查名称 | 文本 | 映射 |
| 9.13 | 心脏超声检查 | 检查部位 | 文本 | 映射 |
| 9.14 | 心脏超声检查 | 检查所见 | 文本 | 映射 |
| 9.15 | 心脏超声检查 | 检查结论 | 文本 | 映射 |
| 9.16 | 淋巴超声检查 | 检查日期 | YYYY-MM-DD | 映射 |
| 9.17 | 淋巴超声检查 | 检查名称 | 文本 | 映射 |
| 9.18 | 淋巴超声检查 | 检查部位 | 文本 | 映射 |

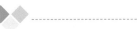 

续表

| 序号 | 子模块 | 数据元名称 | 值域／数据类型 | 数据加工类型 |
|---|---|---|---|---|
| 9.19 | 淋巴超声检查 | 检查所见 | 文本 | 映射 |
| 9.20 | 淋巴超声检查 | 检查结论 | 文本 | 映射 |
| 9.21 | 淋巴超声检查 | 是否淋巴结肿大 | 是，否 | 结构化 |
| 9.22 | 淋巴超声检查 | 淋巴结部位 | 文本 | 结构化＋归一 |
| 9.23 | 淋巴超声检查 | 淋巴结长径 | 数值 | 结构化 |
| 9.24 | 淋巴超声检查 | 淋巴结短径 | 数值 | 结构化 |
| 9.25 | 淋巴超声检查 | 淋巴结最大直径 | 数值 | 结构化 |
| 9.26 | 腹部超声检查 | 检查日期 | YYYY-MM-DD | 映射 |
| 9.27 | 腹部超声检查 | 检查名称 | 文本 | 映射 |
| 9.28 | 腹部超声检查 | 检查部位 | 文本 | 映射 |
| 9.29 | 腹部超声检查 | 检查所见 | 文本 | 映射 |
| 9.30 | 腹部超声检查 | 检查结论 | 文本 | 映射 |

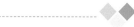

续表

| 序号 | 子模块 | 数据元名称 | 值域／数据类型 | 数据加工类型 |
|---|---|---|---|---|
| 9.31 | 腹部超声检查 | 是否肝肿大 | 是，否 | 结构化 |
| 9.32 | 腹部超声检查 | 是否脾肿大 | 是，否 | 结构化 |
| 9.33 | 腹部超声检查 | 肝上界 | 数值 | 结构化 |
| 9.34 | 腹部超声检查 | 肝肋下距离 | 数值 | 结构化 |
| 9.35 | 腹部超声检查 | 肝右叶最大斜径 | 数值 | 结构化 |
| 9.36 | 腹部超声检查 | 脾脏长度 | 数值 | 结构化 |
| 9.37 | 腹部超声检查 | 脾脏厚径 | 数值 | 结构化 |
| 9.38 | 腹部超声检查 | 脾脏面积指数 | 数值 | 结构化 |
| 9.39 | PET/CT 检查 | 检查日期 | YYYY-MM-DD | 映射 |
| 9.40 | PET/CT 检查 | 检查部位 | 文本 | 映射 |
| 9.41 | PET/CT 检查 | 检查所见 | 文本 | 映射 |
| 9.42 | PET/CT 检查 | 检查结论 | 文本 | 映射 |

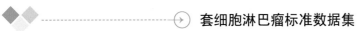

续表

| 序号 | 子模块 | 数据元名称 | 值域/数据类型 | 数据加工类型 |
|------|--------|-----------|--------------|-------------|
| 9.43 | PET/CT 检查 | 是否有肿瘤累及 | 是，否 | 结构化 |
| 9.44 | PET/CT 检查 | 肿瘤累及部位 | 文本 | 结构化 |
| 9.45 | PET/CT 检查 | FDG 异常增高摄取部位 | 文本 | 结构化 |
| 9.46 | PET/CT 检查 | 脾脏摄取是否正常 | 是，否 | 结构化 |
| 9.47 | PET/CT 检查 | 骨髓摄取形态 | 正常、弥漫或局灶 | 结构化 |
| 9.48 | PET/CT 检查 | 胃肠道是否有异常摄取 | 是，否 | 结构化 |
| 9.49 | PET/CT 检查 | FDG 异常增高 SUVmax | 数值 | 结构化 |
| 9.50 | PET/CT 检查 | 肿瘤代谢体积（MTV） | 数值 | 结构化 |
| 9.51 | PET/CT 检查 | 病灶糖酵解总量（TLG） | 数值 | 结构化 |
| 9.52 | PET/CT 检查 | 纵隔血池 SUVmax | 数值 | 结构化 |
| 9.53 | PET/CT 检查 | 肝血池 SUVmax | 数值 | 结构化 |
| 9.54 | PET/CT 检查 | Deauville 评分 | 1分，2分，3分，4分，5分 | 结构化 |

| 序号 | 子模块 | 数据元名称 | 值域／数据类型 | 数据加工类型 |
|---|---|---|---|---|
| 9.55 | CT 检查 | 检查日期 | YYYY-MM-DD | 映射 |
| 9.56 | CT 检查 | 检查方法 | 平扫或增强 | 结构化 |
| 9.57 | CT 检查 | 检查部位 | 文本 | 映射 |
| 9.58 | CT 检查 | 检查所见 | 文本 | 映射 |
| 9.59 | CT 检查 | 检查结论 | 文本 | 映射 |
| 9.60 | CT 检查 | 是否有淋巴结肿大 | 是，否 | 结构化 |
| 9.61 | CT 检查 | 淋巴结肿大部位 | 文本 | 结构化＋归一 |
| 9.62 | CT 检查 | 淋巴结长径 | 数值 | 结构化 |
| 9.63 | CT 检查 | 淋巴结宽径 | 数值 | 结构化 |
| 9.64 | CT 检查 | 淋巴结最大直径 | 数值 | 结构化 |
| 9.65 | MRI 检查 | 检查日期 | YYYY-MM-DD | 映射 |
| 9.66 | MRI 检查 | 检查方法 | 平扫或增强 | 结构化 |

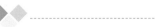

| 序号 | 子模块 | 数据元名称 | 值域／数据类型 | 数据加工类型 |
|------|--------|-----------|---------------|-------------|
| 9.67 | MRI 检查 | 检查部位 | 文本 | 映射 |
| 9.68 | MRI 检查 | 检查所见 | 文本 | 映射 |
| 9.69 | MRI 检查 | 检查结论 | 文本 | 映射 |
| 9.70 | MRI 检查 | 是否有病灶 | 是，否 | 结构化 |
| 9.71 | MRI 检查 | 病灶部位 | 文本 | 结构化＋归一 |
| 9.72 | MRI 检查 | 病灶大小 | 数值 | 结构化 |
| 9.73 | 胃肠镜检查 | 检查日期 | YYYY-MM-DD | 映射 |
| 9.74 | 胃肠镜检查 | 检查部位 | 文本 | 映射 |
| 9.75 | 胃肠镜检查 | 检查所见 | 文本 | 映射 |
| 9.76 | 胃肠镜检查 | 检查结论 | 文本 | 映射 |
| 9.77 | 胃肠镜检查 | 是否活检 | 是，否 | 结构化 |
| 9.78 | 胃肠镜检查 | 活检结果 | 文本 | 结构化 |

| 序号 | 子模块 | 数据元名称 | 值域／数据类型 | 数据加工类型 |
|---|---|---|---|---|
| 9.79 | 其他检查 | 检查日期 | YYYY-MM-DD | 映射 |
| 9.80 | 其他检查 | 检查名称 | 文本 | 映射 |
| 9.81 | 其他检查 | 检查部位 | 文本 | 映射 |
| 9.82 | 其他检查 | 检查所见 | 文本 | 映射 |
| 9.83 | 其他检查 | 检查结论 | 文本 | 映射 |

# 10. 治疗、疗效评估及预后

| 模块名称 | 参考标准 |
|---|---|
| 10. 治疗及疗效评估 | 国家卫生行业标准 WS445.10—2014 电子病历住院医嘱<br>中国临床肿瘤学会（CSCO）淋巴瘤诊疗指南 2021<br>套细胞淋巴瘤诊断与治疗中国专家共识（2022 年版）<br>WHO Classification of Tumours of Haematopoietic and Lymphoid Tissues（5th Edition）<br>NCCN Clinical Practice Guidelines in Oncology：B-cell Lymphomas（Version 4.2021）<br>CD19-CART 技术在 B 细胞淋巴瘤及白血病中的应用进展. 临床血液学杂志 |

| 序号 | 子模块 | 数据元名称 | 值域／数据类型 | 数据加工类型 |
|---|---|---|---|---|
| 10.1 | 化疗 | 化疗时间 | YYYY-MM-DD | 结构化＋归一 |
| 10.2 | 化疗 | 化疗方案 | 文本 | 映射 |
| 10.3 | 化疗 | 疗程数 | 数值 | 映射 |
| 10.4 | 化疗 | 药物名称 | 文本 | 映射 |

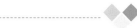

续表

| 序号 | 子模块 | 数据元名称 | 值域／数据类型 | 数据加工类型 |
|------|--------|------------|----------------|--------------|
| 10.5 | 化疗 | 给药途径 | 口服，肌内注射，静脉注射，静脉滴注，皮下注射，鞘内注射等 | 映射 |
| 10.6 | 化疗 | 给药剂量 | 数值 | 映射 |
| 10.7 | 化疗 | 剂量单位 | 文本 | 映射 |
| 10.8 | 化疗 | 用药频次 | qd，bid，tid，qnh，qn 等 | 映射 |
| 10.9 | 化疗 | 单位体重剂量 | 数值 | 逻辑计算 |
| 10.10 | 化疗 | 单位体表面积剂量 | 数值 | 逻辑计算 |
| 10.11 | 化疗 | 既往疗程数 | 数值 | 逻辑计算 |
| 10.12 | 化疗 | 开始用药日期 | YYYY-MM-DD | 逻辑计算 |
| 10.13 | 化疗 | 结束用药日期 | YYYY-MM-DD | 逻辑计算 |
| 10.14 | 化疗 | 用药不良事件 | 文本 | 结构化 |
| 10.15 | 放疗 | 放疗日期 | YYYY-MM-DD | 结构化＋归一 |

续表

| 序号 | 子模块 | 数据元名称 | 值域／数据类型 | 数据加工类型 |
|---|---|---|---|---|
| 10.16 | 放疗 | 放疗部位 | 文本 | 结构化＋归一 |
| 10.17 | 放疗 | 放疗剂量（Gy） | 数值 | 结构化 |
| 10.18 | 放疗 | 放疗次数 | 数值 | 逻辑计算 |
| 10.19 | 放疗 | 单次放疗时长 | 数值 | 逻辑计算 |
| 10.20 | 放疗 | 放疗面积 | 数值 | 逻辑计算 |
| 10.21 | 疗效评价 | 评价日期 | YYYY-MM-DD | 结构化＋归一 |
| 10.22 | 疗效评价 | 评价方法 | CT，PET/CT，淋巴细胞数 | 结构化＋归一 |
| 10.23 | 疗效评价 | 评价结果 | CR，PR，SD，PD | 结构化＋归一 |
| 10.24 | BTK 抑制剂 | 开始用药时间 | YYYY-MM-DD | 映射 |
| 10.25 | BTK 抑制剂 | 结束用药时间 | YYYY-MM-DD | 映射 |
| 10.26 | BTK 抑制剂 | 商品名 | 文本 | 映射 |
| 10.27 | BTK 抑制剂 | 通用名 | 文本 | 映射 |

续表

| 序号 | 子模块 | 数据元名称 | 值域／数据类型 | 数据加工类型 |
|------|--------|------------|----------------|--------------|
| 10.28 | BTK 抑制剂 | 给药途径 | 口服，肌内注射，静脉注射，静脉滴注，皮下注射，鞘内注射等 | 映射 |
| 10.29 | BTK 抑制剂 | 给药剂量 | 数值 | 映射 |
| 10.30 | BTK 抑制剂 | 剂量单位 | 文本 | 映射 |
| 10.31 | BTK 抑制剂 | 用药频次 | qd，bid，tid，qnh，qn 等 | 映射 |
| 10.32 | 其他药物医嘱 | 开始用药时间 | YYYY-MM-DD | 映射 |
| 10.33 | 其他药物医嘱 | 结束用药时间 | YYYY-MM-DD | 映射 |
| 10.34 | 其他药物医嘱 | 商品名 | 文本 | 映射 |
| 10.35 | 其他药物医嘱 | 通用名 | 文本 | 映射 |
| 10.36 | 其他药物医嘱 | 给药途径 | 口服，肌内注射，静脉注射，静脉滴注，皮下注射，鞘内注射等 | 映射 |
| 10.37 | 其他药物医嘱 | 给药剂量 | 数值 | 映射 |

| 序号 | 子模块 | 数据元名称 | 值域／数据类型 | 数据加工类型 |
|------|--------|-----------|---------------|-------------|
| 10.38 | 其他药物医嘱 | 剂量单位 | 文本 | 映射 |
| 10.39 | 其他药物医嘱 | 用药频次 | qd, bid, tid, qnh, qn 等 | 映射 |
| 10.40 | 自体造血干细胞移植 | 移植日期 | YYYY-MM-DD | 结构化 |
| 10.41 | 自体造血干细胞移植 | 预处理日期 | YYYY-MM-DD | 结构化 |
| 10.42 | 自体造血干细胞移植 | 预处理方案 | BEAM, BEAC, CBV 等 | 结构化＋归一 |
| 10.43 | 自体造血干细胞移植 | 预处理药物 | 文本 | 结构化＋归一 |
| 10.44 | 自体造血干细胞移植 | 移植次序 - 第 X 次移植 | 数值 | 结构化 |
| 10.45 | 自体造血干细胞移植 | 移植前评估 | CR, CRu, PR, SD, PD | 结构化＋归一 |
| 10.46 | 自体造血干细胞移植 | 动员方案 | MAG、R-DHAP 等 | 结构化＋归一 |
| 10.47 | 自体造血干细胞移植 | 输注 CD34 细胞数目（ $\times 10^6$/kg） | 数值 | 结构化 |
| 10.48 | 自体造血干细胞移植 | 输注单个核细胞细胞数目（ $\times 10^8$/kg） | 数值 | 结构化 |

**续表**

| 序号 | 子模块 | 数据元名称 | 值域／数据类型 | 数据加工类型 |
|------|--------|-----------|--------------|-------------|
| 10.49 | 自体造血干细胞移植 | 白细胞重建日期 | YYYY-MM-DD | 结构化 |
| 10.50 | 自体造血干细胞移植 | 血小板重建日期 | YYYY-MM-DD | 结构化 |
| 10.51 | 自体造血干细胞移植 | 末次输注血小板日期 | YYYY-MM-DD | 结构化 |
| 10.52 | 自体造血干细胞移植 | 移植期间不良事件 | 严重感染，出血，脏器功能损伤，aGVHD，cGVHD，其他 | 结构化 |
| 10.53 | 自体造血干细胞移植 | 移植期间不良事件 - 其他 | 文本 | 结构化 |
| 10.54 | 自体造血干细胞移植 | 移植后首次评效时间 | YYYY-MM-DD | 结构化 |
| 10.55 | 自体造血干细胞移植 | 移植后首次评效 | CR，CRu，PR，SD，PD | 结构化＋归一 |
| 10.56 | 自体造血干细胞移植 | 移植期间是否死亡 | 是，否 | 结构化 |
| 10.57 | 异基因造血干细胞移植 | 是否异基因造血干细胞移植 | 是，否 | 结构化 |
| 10.58 | 异基因造血干细胞移植 | 供体来源 | 文本 | 结构化 |
| 10.59 | CART 细胞治疗 | 治疗序号 - 第 X 次 CART 治疗 | 数值 | 逻辑计算 |

续表

| 序号 | 子模块 | 数据元名称 | 值域／数据类型 | 数据加工类型 |
|---|---|---|---|---|
| 10.60 | CART 细胞治疗 | CART 靶点 | CD19，CD20，CD22，CD7，CD30，其他 | 结构化 |
| 10.61 | CART 细胞治疗 | CART 靶点 - 其他 | 文本 | 结构化 |
| 10.62 | CART 细胞治疗 | CART 名称 | 文本 | 结构化 |
| 10.63 | CART 细胞治疗 | CART 回输日期 | YYYY-MM-DD | 结构化 |
| 10.64 | CART 细胞治疗 | CART 细胞数量（/kg） | 数值 | 结构化 |
| 10.65 | CART 细胞治疗 | 托珠单抗使用次数 | 0，1，2，3，>3 | 逻辑计算 |
| 10.66 | CART 细胞治疗 | 有无桥接化疗 | 有，无 | 结构化 |
| 10.67 | CART 细胞治疗 | 桥接化疗方案 | 文本 | 结构化 + 归一 |
| 10.68 | CART 细胞治疗 | 有无合并用药 | 有，无 | 结构化 |
| 10.69 | CART 细胞治疗 | 合并用药名称 | 文本 | 结构化 + 归一 |
| 10.70 | CART 细胞治疗 | 给药途径 | 口服，肌内注射，静脉注射，静脉滴注，皮下注射，鞘内注射等 | 映射 |

续表

| 序号 | 子模块 | 数据元名称 | 值域／数据类型 | 数据加工类型 |
|---|---|---|---|---|
| 10.71 | CART 细胞治疗 | 给药剂量 | 数值 | 映射 |
| 10.72 | CART 细胞治疗 | 给药单位 | 文本 | 映射 |
| 10.73 | CART 细胞治疗 | 给药频次 | qd，bid，tid，qnh，qn 等 | 映射 |
| 10.74 | CART 细胞治疗 | 回输后 28 天内是否使用激素 | 是，否 | 结构化 |
| 10.75 | CART 回输后不良事件 | 感染分级 | 0，1，2，3，4，5 | 逻辑计算 |
| 10.76 | CART 回输后不良事件 | 细胞因子释放综合征分级 | 0，1，2，3，4，5 | 逻辑计算 |
| 10.77 | CART 回输后不良事件 | 免疫效应细胞相关神经毒性综合征 | 0，1，2，3，4，5 | 逻辑计算 |
| 10.78 | CART 回输后不良事件 | 肿瘤溶解综合征 | 0，1，2，3，4，5 | 逻辑计算 |
| 10.79 | CART 回输后不良事件 | 其他 | 文本 | 结构化 |
| 10.80 | 清淋细胞方案 | 药物名称 | 文本 | 结构化＋归一 |
| 10.81 | 清淋细胞方案 | 日期 | YYYY-MM-DD | 结构化 |

续表

| 序号 | 子模块 | 数据元名称 | 值域／数据类型 | 数据加工类型 |
|------|--------|-----------|----------------|--------------|
| 10.82 | 清淋细胞方案 | 剂量 | 数值 | 结构化 |
| 10.83 | 清淋细胞方案 | 剂量单位 | 文本 | 结构化 |
| 10.84 | 复发进展 | 次序 - 第 X 次复发进展 | 数值 | 逻辑计算 |
| 10.85 | 复发进展 | 复发进展日期 | YYYY-MM-DD | 结构化 |
| 10.86 | 复发进展 | 复发进展确认方式 | 病理活检，PET/CT，其他影像学检查，临床症状等 | 结构化＋归一 |
| 10.87 | 复发进展 | 复发部位 | 文本 | 逻辑计算 |
| 10.88 | 复发进展 | 是否中枢复发 | 是，否 | 逻辑计算 |
| 10.89 | 复发进展 | 是否重取病理 | 是，否 | 结构化 |
| 10.90 | 复发进展 | 病理类型是否同前 | 是，否 | 结构化 |
| 10.91 | 复发进展 | 重取病理诊断 | 文本 | 映射 |

# 11. 临床试验

| 模块名称 | 参考标准 |
|---|---|
| 11. 临床试验 | |

| 序号 | 子模块 | 数据元名称 | 值域／数据类型 | 数据加工类型 |
|---|---|---|---|---|
| 11.1 | 临床试验 | 是否已参加 | 是，否 | 逻辑计算 |
| 11.2 | 临床试验 | 参加时的疾病状态 | 文本 | 逻辑计算 |
| 11.3 | 临床试验 | 采用的干预 | 文本 | 逻辑计算 |
| 11.4 | 临床试验 | 干预的开始时间 | YYYY-MM-DD | 逻辑计算 |
| 11.5 | 临床试验 | 干预的结束时间 | YYYY-MM-DD | 逻辑计算 |
| 11.6 | 临床试验 | 注册号 | 文本 | 映射 |
| 11.7 | 临床试验 | 发起者 | 文本 | 映射 |
| 11.8 | 临床试验 | 受试者号 | 文本 | 映射 |
| 11.9 | 临床试验 | 是否已终止试验 | 是，否 | 映射 |

# 12. 不良事件

| 模块名称 | 参考标准 |
|---|---|
| 12. 不良事件 | CTCAE 5.0 |

| 序号 | 子模块 | 数据元名称 | 值域／数据类型 | 数据加工类型 |
|---|---|---|---|---|
| 12.1 | 不良事件 | 名称 | 文本 | 逻辑计算 |
| 12.2 | 不良事件 | 是否经历任何不良事件 | 是，否 | 逻辑计算 |
| 12.3 | 不良事件 | 产生来源 | 药物治疗，手术，其他 | 逻辑计算 |
| 12.4 | 不良事件 | 开始时间 | YYYY-MM-DD | 逻辑计算 |
| 12.5 | 不良事件 | 结束时间 | YYYY-MM-DD | 逻辑计算 |
| 12.6 | 不良事件 | 分级 | 1级，2级，3级，4级 | 逻辑计算 |
| 12.7 | 不良事件 | 治疗变化 | 剂量不变，剂量减少，中断用药，终止用药 | 逻辑计算 |
| 12.8 | 不良事件 | 结局 | 恢复，稳定，恶化，死亡，其他 | 逻辑计算 |

# 13. 随　访

| 模块名称 | 参考标准 |
|---|---|
| 13. 随访 | 中国临床肿瘤学会（CSCO）淋巴瘤诊疗指南 2020 |

| 序号 | 子模块 | 数据元名称 | 值域／数据类型 | 数据加工类型 |
|---|---|---|---|---|
| 13.1 | 随访 | 随访日期 | YYYY-MM-DD | 映射 |
| 13.2 | 随访 | 随访方式 | 电话，其他 | 映射 |
| 13.3 | 随访 | 体重（kg） | 数值 | 映射 |
| 13.4 | 随访 | 体重指数（BMI） | 数值 | 逻辑计算 |
| 13.5 | 随访 | 脉搏（次／分） | 数值 | 映射 |
| 13.6 | 随访 | 心率（次／分） | 数值 | 映射 |
| 13.7 | 随访 | 心律齐 | 是，否 | 映射 |
| 13.8 | 随访 | 病理性心音 | 是，否 | 映射 |

续表

| 序号 | 子模块 | 数据元名称 | 值域／数据类型 | 数据加工类型 |
|---|---|---|---|---|
| 13.9 | 随访 | 杂音 | 文本 | 映射 |
| 13.10 | 随访 | 收缩压（mmHg） | 数值 | 映射 |
| 13.11 | 随访 | 舒张压（mmHg） | 数值 | 映射 |
| 13.12 | 随访 | 检查时间 | YYYY-MM-DD | 映射 |
| 13.13 | 随访 | 症状 | 文本 | 结构化 |
| 13.14 | 随访 | 浅表淋巴结检查 | 文本 | 结构化 |
| 13.15 | 随访 | 浅表淋巴结肿大 | 是，否 | 结构化 |
| 13.16 | 随访 | 肿大淋巴结部位 | 文本 | 结构化 |
| 13.17 | 随访 | 肿大淋巴结大小 | 数值 | 结构化 |
| 13.18 | 随访 | 肿大淋巴结质地 | 文本 | 结构化 |
| 13.19 | 随访 | 病史 | 文本 | 结构化 |
| 13.20 | 随访 | 是否服用药物 | 是，否 | 结构化 |

续表

| 序号 | 子模块 | 数据元名称 | 值域／数据类型 | 数据加工类型 |
|---|---|---|---|---|
| 13.21 | 随访 | 服用药物名称 | 文本 | 结构化＋归一 |
| 13.22 | 随访 | 白细胞计数（WBC）（$\times 10^9$/L） | 数值 | 映射 |
| 13.23 | 随访 | 红细胞计数（RBC）（$\times 10^9$/L） | 数值 | 映射 |
| 13.24 | 随访 | 血小板计数（PLT）（$\times 10^9$/L） | 数值 | 映射 |
| 13.25 | 随访 | C 反应蛋白（CRP）（mg/dL） | 数值 | 映射 |
| 13.26 | 随访 | 红细胞沉降率（ESR）（mm/h） | 数值 | 映射 |
| 13.27 | 随访 | B 超 | 有，无 | 映射 |
| 13.28 | 随访 | 胸片 | 有，无 | 映射 |
| 13.29 | 随访 | PET/CT | 有，无 | 映射 |
| 13.30 | 随访 | MRI | 有，无 | 映射 |
| 13.31 | 随访 | 随访频率 | 数值 | 映射 |

# 14. 生物样本信息

| 模块名称 | 参考标准 |
|---|---|
| 14. 生物样本信息 | |

| 序号 | 子模块 | 数据元名称 | 值域／数据类型 | 数据加工类型 |
|---|---|---|---|---|
| 14.1 | 生物样本信息 | 标本取样时间 | YYYY-MM-DD | 映射 |
| 14.2 | 生物样本信息 | 标本类型 | 骨髓，外周血，脑脊液，淋巴结 | 映射 |
| 14.3 | 生物样本信息 | 标本量 | 文本 | 映射 |
| 14.4 | 生物样本信息 | 疾病状态 | CR，CRu，PR，SD，PD | 逻辑计算 |

# 参 考 文 献

1. CHEAH C Y，SEYMOUR J F，WANG M L. Mantle cell lymphoma. J Clin Oncol，2016，34（11）：6.

2. HAMAD N，ARMYTAGE T，MCILROY K，et al. Primary cutaneous mantle-cell lymphoma：a case report and literature review. J Clin Oncol，2015，33（26）.

3. GINÉ E，DE LA CRUZ F，JIMÉNEZ UBIETO A，et al. Ibrutinib in combination with Rituximab for indolent clinical forms of mantle cell lymphoma（IMCL-2015）：a multicenter，open-label，single-arm，phase II trial. J Clin Oncol，2022，40（11）：1196–1205.

4. ZHANG L，WANG H，LI Q，et al. Big data and medical research in China. BMJ，2018，360：j5910.

5. 中华人民共和国国家卫生和计划生育委员会：电子病历基本架构与数据标准（试行）.

6. European Group for Blood and Marrow Transplantation（EBMT）https://www.ebmt.org/registry/data-collection.

7. WHO Classification of Tumours of Haematopoietic and Lymphoid Tissues（5th Edition）.

8. NCCN Clinical Practice Guidelines in Oncology：B-cell Lymphomas（Version 4.2021）.

9. 病历书写规范 2010 版.

10. 易树华，徐卫. 套细胞淋巴瘤诊断与治疗中国专家共识（2016 年版）. 中华血液学杂志，2016，37（9）：735–741.

11. 国家质量技术监督局：国家标准 GB/T 术语集.

12. 张林，张震江，薛万国，等. 北京市两家大型医院检验项目与 LOINC 术语的映射试验. 中国卫生信息管理杂志，2010（2）：7–10.

13. 中华人民共和国国家卫生和计划生育委员会：电子病历基本数据集第 14 部分：住院医嘱（WS445.14—2014）.

14. 中国临床肿瘤学会指南工作委员会. 中国临床肿瘤学会（CSCO）淋巴瘤诊疗指南（2021 版）. 北京：人民卫生出版社，2021.

15. 李斌，鲍扬漪. CD19-CART 技术在 B 细胞淋巴瘤及白血病中的应用进展. 临床血液学杂志，2017，30（9）：735–738.

16. CTCAE 5.0.

17. 世界卫生组织药物统计方法整合中心（The WHO Collaborating Centre for Drug Statistics Methodology）：解剖学治疗学及化学分类系编码 ATC.

18. WS370—2012 卫生信息基本数据集编制规范 .

19. 世界卫生组织国际疾病分类（international classification of diseases，ICD）ICD-10.

20. HL7 Clinical Document Architecture，Release 2.0.

21. 中国抗癌协会血液肿瘤专业委员会，中华医学会血液学分会白血病淋巴瘤学组，中国临床肿瘤学会抗淋巴瘤联盟 . 造血干细胞移植治疗淋巴瘤中国专家共识（2018 版）. 中华肿瘤杂志，2018，40（12）：927.